NOTICE

SUR

L'HÉMATOSCOPE

D'HÉNOCQUE

INDICATIONS TECHNIQUES DE SES APPLICATIONS

Spectroscopie

Diaphanométrie et Photographie

du sang, du lait, etc., etc.

PARIS
G. MASSON, ÉDITEUR
LIBRAIRE DE L'ACADÉMIE DE MÉDECINE
120, Boulevard Saint-Germain, en face de l'École de Médecine

1886

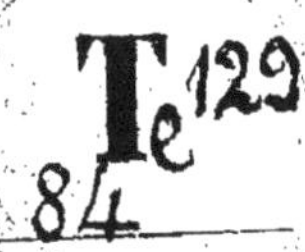

NOTICE

SUR

L'HÉMATOSCOPE

D'HÉNOCQUE

INDICATIONS TECHNIQUES DE SES APPLICATIONS

Spectroscopie

Diaphanométrie et Photographie

du sang, du lait, etc., etc.

PARIS

G. MASSON, ÉDITEUR

LIBRAIRE DE L'ACADÉMIE DE MÉDECINE

120, Boulevard Saint-Germain, en face de l'École de Médecine

1886

6304-86. — CORBEIL. Typ. et Stér. CRÉTÉ.

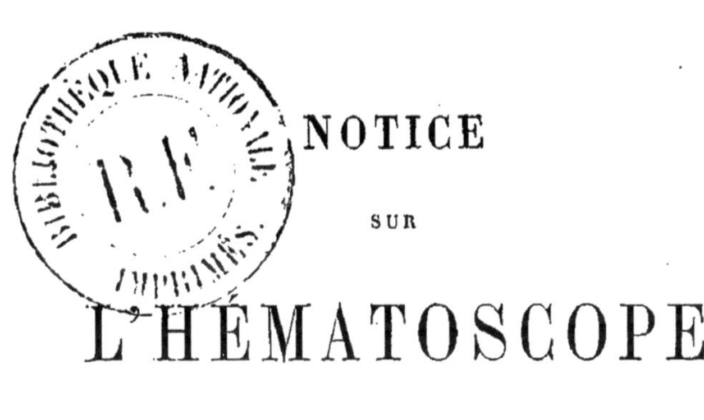

NOTICE

SUR

L'HÉMATOSCOPE

D'HÉNOCQUE

TABLE DES MATIÈRES

TABLE DES FIGURES

NOTICE

SUR

L'HÉMATOSCOPE D'HÉNOCQUE

I

INTRODUCTION.

1. L'application de la spectroscopie à l'étude du sang date à peine de vingt années, et déjà elle a fait accomplir des progrès considérables dans la connaissance des caractères de la matière colorante du sang, qui ont été précisés par les réactions spectrales.

Les diverses méthodes spectroscopiques ont d'abord été réservées aux recherches de laboratoires spéciaux; mais des travaux récents, permettent de rendre l'analyse spectroscopique du sang accessible à l'observation journalière des malades soit à l'hôpital, soit dans la pratique particulière.

La plupart des procédés d'examen du sang, microscopiques, spectroscopiques ou chromométriques, nécessitent des manipulations délicates, dont la première et la plus importante consiste à étendre le sang ou à le diluer dans des liquides ou sérums artificiels; c'est du sang mélangé avec une certaine quantité d'eau ou de sérum qui est examiné, en d'autres termes, c'est un liquide mixte dans lequel on peut retrouver, plus ou moins intacts, les divers éléments morphologiques du sang, mais dont les caractères de coloration, de transparence et les réactions spectroscopiques sont nécessairement modifiés.

Dans le but d'éviter ces manipulations et ces transformations, M. Hénocque a pris pour base de sa méthode d'hématoscopie ce principe général « que le sang doit être examiné pur, tel qu'il sort des vaisseaux », afin d'apprécier non seulement la quantité d'oxyhémoglobine ou matière colorante active qu'il contient, mais aussi les diverses modifications que peut présenter l'hémoglobine. Il a résolu le problème technique en remplaçant l'examen du sang dilué par celui d'une couche mince de ce liquide dont l'épaisseur rendue progressivement variable peut être mesurée et notée en valeurs métriques; et l'appareil de précision qui permet cette étude est désigné sous le nom d'hématoscope d'Hénocque.

La présente notice a pour but de décrire les divers procédés employés par M. le docteur Hénocque dans ses recherches hématoscopiques et d'en vulgariser les applications.

Elle comprend les divisions suivantes :

La description de l'hématoscope, — son mode d'emploi, — son application à l'analyse diaphanométrique du sang, — à l'analyse spectroscopique du sang (hématospectroscopie), — la description des hématospectroscopes ou appareils de démonstration, — la photographie du sang au moyen de l'hématoscope, — l'étude du lait avec l'hématoscope, et un résumé des résultats obtenus par l'emploi de ces procédés dans la clinique et les sciences biologiques (physiologie, toxicologie et zoologie).

Paris, juin 1886.

II

DESCRIPTION DE L'HÉMATOSCOPE.

2. L'hématoscope est essentiellement constitué par deux lames de verre de largeur inégale. Elles sont superposées de façon à ce que, maintenues en contact à l'une de leurs extrémités, elles s'écartent, à l'autre extrémité, d'une distance de 30 millièmes de millimètres, limitant ainsi un espace prismatique capillaire; la position des lames est assurée au moyen de deux agrafes en laiton nickelé, supportées par la lame de verre inférieure, et formant deux coulisses dans lesquelles la lamelle supérieure est introduite à frottement doux (Voir fig. 1).

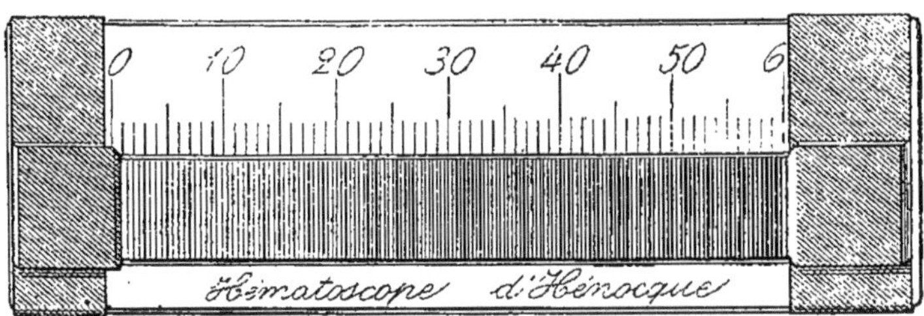

Fig. 1. — Hématoscope vu de face, grandeur naturelle.

3. La disposition de ces diverses parties est représentée en coupe dans la figure n° 2.

La lame inférieure (*li*) est séparée de la lamelle supérieure (*ls*), par un espace prismatique S représenté en noir (et un peu exagéré dans la figure).

La lame inférieure porte à ses deux extrémités les agrafes de laiton; celle de gauche *a*, *g*, maintient les lames en contact; celle de droite présente un talon (*t*), ayant 3 dixièmes de millimètres d'épaisseur, qui détermine l'écartement des deux lames. Ces deux agrafes forment les deux rainures ou coulisses dans lesquelles la lamelle supérieure glisse à frottement doux (Voyez fig. 2 et fig. 3).

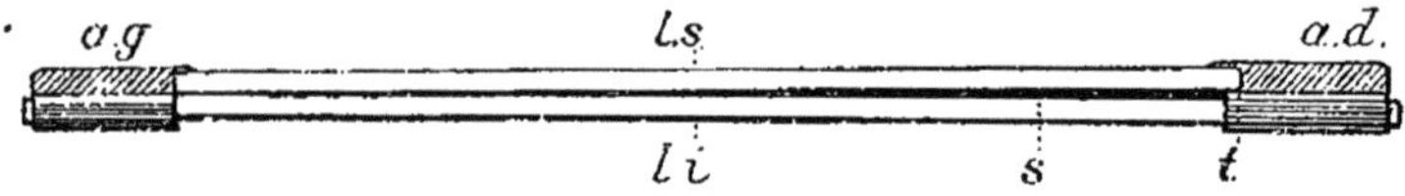

Fig. 2. — Coupe de l'hématoscope.

4. Une échelle graduée en millimètres est gravée sur la plaque inférieure, elle s'étend de 0 à 60 millimètres. Il résulte de cette disposition que si l'on fait pénétrer du sang entre les deux lames, celui-ci forme une couche dont l'épaisseur varie de gauche à droite entre 0 et 300 millièmes de millimètres, ou *micra*.

L'on peut mesurer l'épaisseur de cette couche au niveau de chaque division de l'échelle; en effet, chaque longueur de 1 millimètre correspond à 5 millièmes de millimètres; en d'autres termes, la pente de la lamelle supérieure est de 5 millièmes de millimètres pour 1 millimètre.

Sous la division 1 l'épaisseur est de 5 micra.
Sous la division 14 l'épaisseur est de 70 micra.
Sous la division 40 l'épaisseur est de 200 micra.
Sous la division 60 l'épaisseur est de 300 micra.

En résumé, pour calculer l'épaisseur en millièmes de

millimètres ou micra, il faut simplement multiplier le chiffre de l'échelle par 5.

Lorsqu'on introduit du sang entre les deux lames en en déposant quelques gouttes sur la tranche inférieure, ce liquide pénètre par capillarité et s'étend en couche d'une épaisseur graduellement progressive, de sorte que la coloration, nulle à 0, devient rougeâtre, rouge, carminée et de plus en plus intense vers 60.

En d'autres termes, le sang forme une teinte progressivement plus foncée de gauche à droite, ainsi qu'on peut le voir dans la figure 1. Il est évident que la teinte doit être d'autant plus foncée que le sang contient une plus grande quantité d'oxyhémoglobine ou matière colorante active, ce qui permet la mesure comparative et même quantitative de la richesse du sang en matière colorante active.

III

TECHNIQUE DU MODE D'EMPLOI.

5. *Maniement.* — L'hématoscope doit être manié avec délicatesse afin d'éviter de le briser ou de fausser les agrafes métalliques ; c'est pourquoi il est nécessaire d'observer les indications suivantes, sur la manière de le disposer pour l'examen, de le nettoyer, de le vérifier et enfin de le charger de sang.

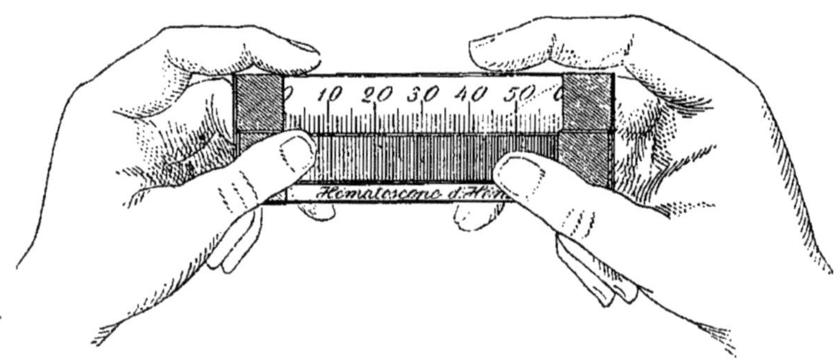

Fig. 3. — Maniement de l'hématoscope.

L'on s'habituera d'abord à faire glisser l'une sur l'autre les deux lames; à cet effet, l'hématoscope étant saisi à ses deux extrémités, entre le pouce et l'index, ainsi que le montre la figure 3, l'on fait glisser la lamelle supérieure sur l'inférieure dans les rainures des deux agrafes, de bas en haut, par un mouvement des pouces en haut, et les index appuyant sur le bord supérieur de la grande lame.

L'on peut ainsi séparer les deux lames, pour les nettoyer, et il est ensuite facile de les superposer à nouveau par un mouvement en sens inverse, c'est-à-dire qu'on introduira la lamelle supérieure de haut en bas, en ayant soin de la faire entrer dans les deux rainures en même temps, et parallèlement aux bords de la grande lame.

6. *Nettoyage.* — Les deux lames de verre seront lavées à l'eau et essuyées avec un linge fin; pour les dessécher on se servira d'un tampon de ouate ou de peau de chamois ou de flanelle, imbibé d'alcool ou d'éther, en évitant d'employer un excès de ces liquides qui pourrait altérer le ciment qui joint les agrafes au verre.

Si l'hématoscope contient du sang desséché, il faut le laisser tremper dans l'eau froide assez longtemps pour qu'on puisse séparer les deux lames sans effort. Il faut bien dessécher les rainures, et pour cela, on fera glisser entre le verre et le métal un morceau de linge fin; lorsque les deux lames sont bien lavées et desséchées, elles glissent facilement l'une sur l'autre, et la moindre humidité apparaît vers le zéro de l'échelle.

7. *Vérification de l'hématoscope.* — Les hématoscopes sont construits par séries, et par le même fabricant; les lames de glaces sont polies et aplanies; les agrafes sont taillées dans une plaque de laiton d'épaisseur mesurée exactement, ce dont il est facile de s'assurer à l'aide d'un compas d'épaisseur. M. Hénocque les vérifie au moyen de la photographie (Voir page 36), et chaque hématoscope porte un numéro de fabrication, estampé dans la

face inférieure des agrafes, ce qui permet un contrôle certain.

L'hématoscope doit remplir les deux conditions d'épreuves suivantes :

1° Du sang défibriné, une solution fortement colorée de carmin, d'aniline, ou bien du lait, déposés entre les deux lames, doivent présenter une teinte régulièrement dégradée de droite à gauche, sans ondulations notables, lorsqu'on place l'hématoscope chargé de la solution colorée sur une plaque de porcelaine ou une feuille de papier blanc éclairée par la lumière diffuse et placée horizontalement.

2° La reproduction photographique de plusieurs plaques chargées du même sang ou de la même substance colorante doit donner des teintes dégradées identiques, à condition que l'on opère en même temps sur les hématoscopes, disposés dans un châssis à positif, sur une même plaque photographique au gélatino-bromure avec un éclairage constant tel que le fournit un bec de gaz.

8. *Introduction du sang dans l'hématoscope.* — Pour examiner le sang recueilli sur un animal, il suffit d'en laisser tomber quelques gouttes dans la rainure inférieure que forment les plaques de verre, au-dessus de l'inscription « hématoscope d'Hénocque » en inclinant les plaques de façon que le sang pénètre entre elles par l'action de la pesanteur et par capillarité.

La capacité de l'espace prismatique est de 90 millimètres cubes; mais en pratique il faut obtenir six gouttes de sang pour bien remplir l'hématoscope.

Pour examiner le sang de l'homme, il faut pratiquer à la partie externe de la pulpe du petit doigt, une piqûre à l'aide d'une lancette ou, de préférence, au moyen de l'aiguille que M. Hénocque a fait disposer de manière à pouvoir pratiquer rapidement une piqûre ne dépassant pas une étendue linéaire de 1 millimètre.

Ainsi que le montre la figure ci-jointe, cette lancette minuscule porte un talon qui en limite la pénétration dans les tissus. Elle offre en outre l'avantage de ne pas effrayer les malades, parce qu'elle est facilement dissimulée entre les doigts; dorée ou nickelée, elle peut être trempée dans un liquide antiseptique, ou flambée à la lampe à alcool et au besoin ne servir qu'à une seule personne.

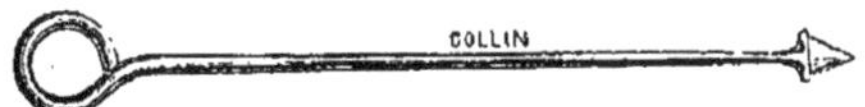

Fig. 4. — Aiguille hématoscopique.

La piqûre faite avec ces précautions n'a jamais amené d'accidents. Dès qu'on a recueilli la quantité suffisante de sang, il faut appliquer autour du doigt un peu d'ouate en l'enroulant, ou bien de la baudruche gommée.

Pour faire pénétrer le sang entre les lames, on applique le bord inférieur de l'hématoscope au niveau de la piqûre, et le sang, tombant directement dans la rainure, se distribue également entre les deux lames; s'il y a des bulles d'air ou des espaces vides, de légers chocs pratiqués avec l'ongle sur la lamelle supérieure permettront de régulariser la couche de sang.

IV

L'HÉMATOSCOPE COMME MOYEN D'ANALYSE RAPIDE DU SANG. (PROCÉDÉ DIAPHANOMÉTRIQUE OU CHROMOMÉTRIQUE).

9. L'application la plus simple de l'hématoscope consiste à l'employer pour l'étude diaphanométrique du sang (Voyez note 1).

Celle-ci se fait par la superposition de l'hématoscope sur une plaque d'émail blanc qui sert d'échelle.

La figure suivante représente l'une de ces plaques en grandeur naturelle; on y voit une échelle millimétrique, des chiffres et des lettres.

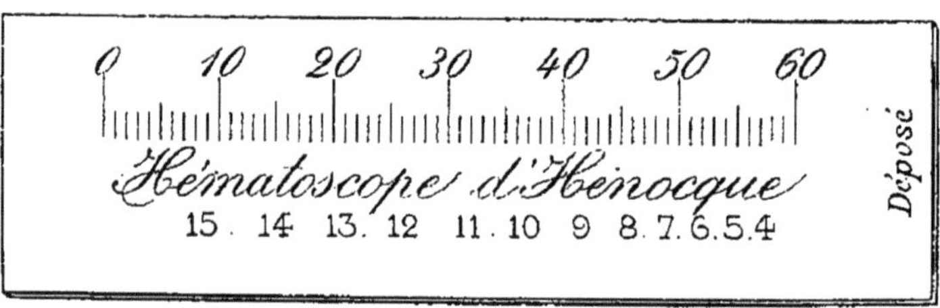

Fig. 5. — Plaque hématoscopique d'émail.

Lorsqu'on superpose l'hématoscope chargé de sang à la plaque d'émail, comme dans la figure 6, la partie peu

(1) L'expression diaphanométrique est préférable à celle de chromométrique, parce que dans le procédé décrit l'on étudie à la fois la transparence et l'intensité de coloration du sang.

épaisse et peu colorée du sang laisse lire les lettres et les chiffres, mais les uns et les autres disparaissent dans la partie épaisse et plus colorée ; il est évident qu'on lira d'autant plus de lettres et de chiffres que le sang sera moins chargé de matière colorante ou oxyhémoglobine ; par exemple avec du sang d'anémique on lira :

En lettres : Hématoscope d'Hén...
En chiffres : 14, 13, 12, 11, 10 9, 8.
Et en millimètres on distinguera de 0 à 47.

Tandis qu'avec du sang bien oxygéné et normal on lira :

En lettres jusqu'à Hémat...
En chiffres, 15, 14.
En millimètres jusqu'à 17.

L'échelle de chiffres a été établie de façon à ce que les chiffres correspondent à des quantités d'oxyhémoglobine déterminées, et le dernier chiffre lu distinctement indique la quantité d'oxyhémoglobine contenue dans 100 grammes de sang.

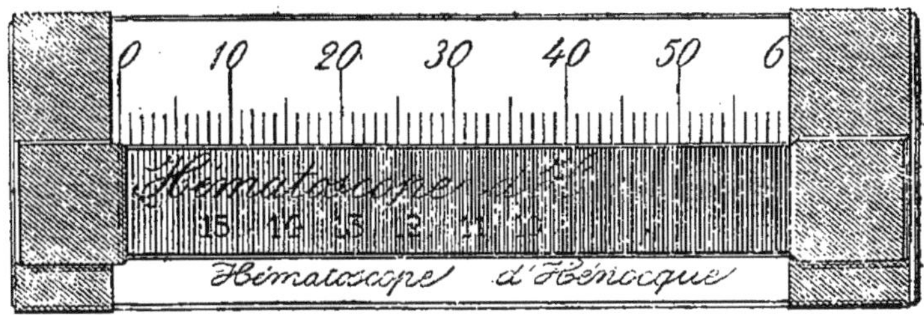

Fig. 6. — Hématoscope superposé à la plaque d'émail.

Cette échelle a été construite à la suite de recherches multipliées sur le sang de l'homme, de divers animaux, analysé par des procédés spectroscopiques et chimiques.

10. *Procédé diaphanométrique.* — L'hématoscope chargé de sang est appliqué sur la plaque d'émail et maintenu entre le pouce et l'index des deux mains, de façon que les échelles millimétriques coïncident exactement; alors on lit certaines lettres distinctement, et au-dessous d'elles les chiffres. De plus en faisant glisser la lame de verre de façon que le sang se superpose à l'échelle millimétrique d'émail, on peut également noter le nombre de millimètres nettement visibles.

Dans l'exemple choisi pour la figure 6 (sang d'un individu affaibli) on distingue nettement :

Les lettres Hématoscope d'I
Et les chiffres 15, 14, 13, 12, 11, 10.

Par conséquent la quantité d'oxyhémoglobine contenue dans le sang est de 10 p. 100.

Si l'on transportait l'hématoscope sur les divisions millimétriques, celles-ci se confondraient entre 38 et 40 millimètres.

Il y a donc trois notations possibles : en lettres, en chiffres et en millimètres. En général on peut indiquer seulement la quantité d'oxyhémoglobine 0/0, mais il est utile d'y joindre le nombre de millimètres perçus, parce que ce chiffre permet de connaître l'épaisseur de sang qui fait disparaître les diverses échelles. Il suffit pour cela de multiplier par 5 le chiffre des millimètres pour exprimer l'épaisseur du sang en millièmes de millimètres ou « micra ». Dans cet exemple l'épaisseur du sang au point où disparaissent les échelles est de 190 à 200 micra.

11. *Éclairage.* — Il faut examiner les plaques superposées au grand jour en évitant cependant la lumière des rayons solaires intenses. On se placera près d'une fenêtre

en tenant l'hématoscope de façon qu'il reçoive la lumière du ciel ou des nuages ou la lumière blanche diffuse. Il est possible de faire l'examen avec une lumière constante, en se plaçant dans une chambre obscure et éclairant la plaque avec une bougie, en ayant soin de maintenir l'hématoscope appliqué au niveau du bord libre de la bougie, c'est-à-dire à une distance fixe de la flamme.

12. *Contre-épreuve.* — Dans certains cas il peut y avoir hésitation sur la détermination précise du point de confusion des lettres ou des chiffres. Les myopes et les presbytes devront se servir de leurs verres de vision habituelle. Le daltonisme, la cécité pour le rouge n'empêchent pas de se servir de l'instrument, parce que dans ce cas l'observateur apprécie le degré de transparence et non la couleur du sang observé, c'est pourquoi l'expression « diaphanométrique » a été appliquée à ce procédé.

En cas de doute ou de discussion, *la contre-épreuve* se fait ainsi qu'il suit : au lieu de superposer les deux plaques de façon que les 0 des échelles coïncident, l'on renverse l'hématoscope de droite à gauche et de haut en bas, de manière que le 60 de l'hématoscope corresponde au 0 de la plaque d'émail; la couche mince et claire du sang est alors à droite au lieu d'être à gauche, la partie épaisse et colorée est à gauche; on cherche alors combien on peut lire de millimètres, de chiffres ou de lettres de droite à gauche.

Il suffit de noter sur l'échelle de la plaque de verre le nombre de millimètres lisibles de droite à gauche. En général les chiffres obtenus dans les deux sens sont identiques, et s'ils diffèrent de quelques millimètres, on peut recommencer les lectures dans les deux sens de façon à déterminer exactement le point de confusion.

V

EMPLOI DE L'HÉMATOSCOPE DANS L'ANALYSE SPECTROSCOPIQUE.

13. L'hématoscope simplifie l'analyse spectrale de la matière colorante du sang et de ses diverses modifications.

En effet si l'hématoscope chargé de sang pur est placé devant la fente d'un spectroscope, on peut étudier les bandes d'absorption que présente l'oxyhémoglobine sous différentes épaisseurs. En faisant mouvoir lentement l'hématoscope de gauche à droite, on constatera successivement l'apparition des *deux bandes d'absorption caractéristiques de l'oxyhémoglobine*, puis leur élargissement, et enfin *leur confusion*, en même temps que la disparition de l'espace vert qui les séparait ; en d'autres termes, on observe le sang sous des épaisseurs variant de 0 à 300 millièmes de millimètre, et par conséquent c'est à peu près comme si l'on examinait des dilutions graduées de sang variant entre 1/60 et 1 (en admettant que le liquide servant à la dilution n'ait aucune action sur les principes colorés du sang).

Toute modification de la matière colorante est facilement étudiée ; le mélange d'oxyhémoglobine et d'hémoglobine réduite, la présence de la méthémoglobine, de l'hémoglobine oxycarbonée, et en définitive tous les dérivés de l'hémoglobine, présentent dans l'hématoscope leurs réactions spectrales caractéristiques.

L'hématoscope peut servir non seulement à l'analyse qualitative de ces divers composés, mais encore à l'analyse quantitative du plus important d'entre eux, c'est-à-dire de l'oxyhémoglobine, et M. Hénocque a institué une méthode d'analyse spectroscopique du sang au moyen de l'hématoscope.

14. *Principe de la méthode.* — Lorsqu'on examine avec le spectroscope le sang contenu dans l'hématoscope, et qu'on étudie l'espace intermédiaire entre le moment d'apparition des deux bandes caractéristiques de l'oxyhémoglobine et celui où les bandes sont confondues, c'est-à-dire la disparition du vert, l'on perçoit, à une certaine épaisseur du sang, un aspect caractéristique des bandes, que M. Hénocque désigne sous le nom de *phénomène des deux bandes également obscures*, et qui peut être formulé comme il suit :

Théorème. — Le sang contenant 14 p. 100 d'oxyhémoglobine examiné à la lumière du jour sous une épaisseur de 70 millièmes de millimètre avec un spectroscope à vision directe, à une distance ne dépassant pas 1 millimètre, présente les deux bandes caractéristiques de l'oxyhémoglobine avec une teinte noire également obscure. Elles ont aussi une étendue égale dans le spectre si on les mesure en longueurs d'ondes ; elles occupent les espaces de 530 à 550 et de 570 à 590 millionimètres ou λ. La figure suivante est la reproduction du phénomène sur une échelle en longueurs d'ondes dans laquelle les chiffres désignent 10 millionimètres par unité.

La première bande de l'oxyhémoglobine (α) commence un peu avant la raie D et s'étend sur la plage comprise entre 590 et 570 millionimètres; elle est séparée par un espace vert de la seconde bande (β) qui occupe l'étendue de plage comprise entre 550 et 530 millionimètres, c'est-à-dire qu'elle approche de la raie E.

Les deux bandes ne paraissent pas égales en largeur sur la figure, et il en est de même à l'examen spectroscopique, parce que dans l'image du spectre telle que nous la percevons dans nos instruments, les espaces occupés par une même quantité de longueurs d'ondes va progressant du rouge vers le violet.

Ces difficultés disparaissent si l'on examine le spectre avec une échelle divisée en longueurs d'ondes telle que M. Hénocque l'a fait établir par M. Lutz.

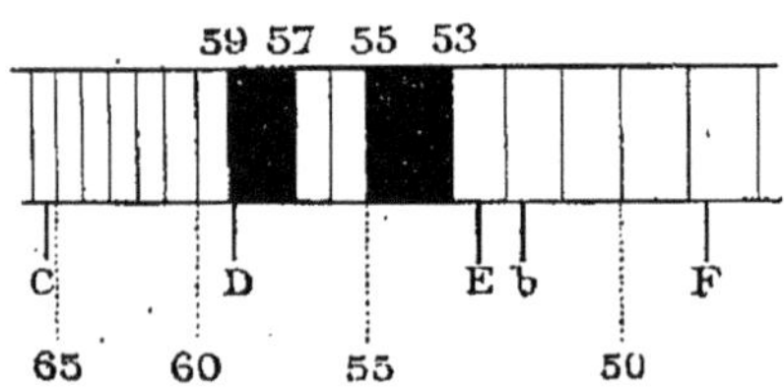

Fig. 7. — Phénomène des deux bandes égales en obscurité et en longueurs d'ondes.

Il est facile de comprendre que le *phénomène des deux bandes égales* étant pris pour type, se produira sous des épaisseurs différentes suivant que le sang est plus ou moins riche en matière colorante active ou oxyhémoglobine, et lorsqu'on étudiera le sang dans un hématoscope, l'on percevra « *les deux bandes égales* » à une épaisseur d'autant plus grande que le sang sera plus anémique.

C'est l'étude de la loi de ces variations qui permet de

faire l'analyse quantitative de l'oxyhémoglobine avec l'hématoscope.

15. *Procédés.* — Tous les spectroscopes peuvent servir à examiner le sang dans l'hématoscope, à condition d'appliquer la plaque sur la fente, ou à distance fixe, de l'éclairer convenablement et d'en présenter successivement les diverses divisions de 0 à 60 au-dessous de la fente.

M. Hénocque a décrit deux procédés ; le premier, très simple, est applicable aux examens rapides que comportent la clinique et les expérimentations où les observations doivent être multipliées en un court espace de temps ; le second est un procédé de démonstration et de recherches réclamant une grande précision.

Le *premier procédé* consiste à examiner le sang à l'aide d'un spectroscope à vision directe, simple ou de préférence muni de l'échelle spectrométrique latérale telle que M. Lutz la construit suivant les indications de M. Hénocque. Tenant l'hématoscope de la main gauche et verticalement, on se place devant une fenêtre de façon à recevoir la lumière blanche diffuse des nuages, d'un mur blanc, d'un carreau dépoli ou d'un écran blanc, ou enfin d'un réflecteur de porcelaine blanche. La lumière du ciel bleu, ou plus ou moins nuageux, convient également.

Prenant le spectroscope de la main droite, on applique la fente en dedans de l'agrafe gauche de l'hématoscope, près du zéro, et on fait glisser l'instrument de façon à examiner successivement les diverses parties de la division 0 à la division 60.

On peut ainsi observer des phénomènes identiques à ceux que présente l'examen de solutions plus ou moins concentrées de sang. Les deux bandes apparaissent vers 3 à 4 millimètres ; elles deviennent plus foncées, égales vers 14 ; puis elles s'élargissent en s'estompant vers leurs bords ; l'espace intermédiaire vert se rétrécit, diminue, et enfin disparaît.

On note les divisions auxquelles ces trois phénomènes sont observés, de façon à pouvoir comparer les trois résultats.

16. *Notation. Lecture de l'échelle.* — L'échelle gravée sur la lame inférieure de l'hématoscope permet de lire à quelle division correspond la fente du spectroscope ; mais il est plus facile de noter les divisions qui représentent les tangentes verticales au diaphragme ou disque supportant la fente, soit du côté gauche, soit du côté droit, et l'on prend la moyenne. Une seule notation suffit, à condition de déterminer d'avance la distance de la fente à l'un des bords, et de faire la correction nécessaire.

C'est ainsi qu'avec les hématoscopes à vision directe, il faut ajouter, suivant les cas, 6, 7 ou 8 au nombre de millimètres qui correspond à la tangente gauche pour exprimer le chiffre exact de la division à laquelle on observe les phénomènes optiques précédents.

Par exemple, avec les hémato-spectroscopes à vision directe que M. Lutz a construits, en examinant le sang type, on trouvera que la tangente gauche correspond à sept divisions, et il faudra y ajouter le chiffre 7 pour avoir la position exactement correspondante à celle de la fente. C'est donc à 14 millimètres que celle-ci est placée.

Pour avoir l'épaisseur du sang, c'est-à-dire l'écartement des deux plaques à ce niveau, on multiplie 14 par 5, et l'on obtient 70 millièmes de millimètres ou 70 micra.

17. *Évaluation de l'oxyhémoglobine. Échelle.* — M. Hénocque a établi une échelle de concordance qui représente la quantité d'oxyhémoglobine contenue dans le sang, sous les diverses épaisseurs auxquelles on observe le phénomène des « deux bandes égales. » Il est indispensable, si l'on veut pouvoir comparer et discuter les résultats obtenus, de les exprimer suivant cette notation qui est basée sur lois d'*absorption spectroscopique*, et sur des examens répétés de sang pur, de sang défibriné, de sang dont le fer a été dosé et dont la capacité respiratoire a été mesurée.

Lorsque la fente du spectroscope coïncide avec les divisions millimétriques indiquées ci-dessous (c'est-à-dire toute correction faite), le *phénomène des deux bandes égales* indique les quantités d'oxyhémoglobine correspondantes désignées dans cette *échelle* qu'il importe de consulter pour chaque examen.

Échelle.

Distance à laquelle on observe les deux bandes égales. — Millimètres.	Quantité d'oxyhémoglobine pour cent parties de sang. — Pour cent.	Épaisseur du sang correspondante en milliém. de millimètres. — Micra.
13	15.0	65
14	14.0	70
15	13.0	75
16	12.0	80
17	11.5	85
18	11.0	90
19	10.0	95
20	9.5	100
21	9.3	105
22	9.0	110
23	8.5	115
24	8.0	120
26	7.5	130

28	7.0	140
30	6.5	150
32	6.0	160
35	5.5	175
39	5.0	195
44	4.5	220
49	4.0	245
54	3.5	270
60	3.2	300

18. *Difficultés techniques. Éclairage.* — 1° Il est important d'éviter la lumière très intense provenant directement des rayons solaires, et aussi une lumière colorée réfléchie comme celle des arbres et des prairies vivement éclairées; la lumière préférable est celle d'un ciel bleu ou de nuages blancs et même grisâtres. Pour éviter l'influence de ces variations de la lumière solaire, il faut éclairer le spectroscope au moyen d'une plaque de porcelaine blanche, d'émail, ou même de papier blanc, servant de réflecteurs, et inclinés comme il convient.

2° Il faut tenir le spectroscope exactement appliqué sur la lamelle de l'hématoscope, pour être certain de la position de la fente et éviter l'action des rayons colorés que le sang transmettrait obliquement s'il était examiné à distance.

3° Il faut préciser le point d'apparition du « phénomène des deux bandes égales ». A cet effet, il faut faire exécuter au spectroscope des mouvements alternatifs de va-et-vient en le glissant de gauche à droite et de droite à gauche, de façon à bien déterminer le moment où les deux bandes sont également obscures.

L'échelle latérale spectrométrique, dans les spectroscopes à vision directe tels que les fabrique M. Lutz offre un moyen de contrôle très utile; néanmoins lorsqu'on est familiarisé avec l'usage des spectroscopes, on peut, avec les plus simples de ces instruments, ne portant pas d'échelle latérale, apprécier très exactement le phénomène caractéristique. Dans ce cas, on se servira de l'indication suivante, suffisante pour la pratique ordinaire :

« La première bande, l'espace vert et la seconde bande formant trois plages progressivement plus larges de la première bande à la seconde, l'espace vert un peu plus étendu que la première bande, la seconde bande est un peu plus étendue que l'espace vert intermédiaire. Ces trois parties sont dans les rapports suivants, — 5 — 6 — 7. L'espace vert doit être bien clair et les bords des bandes nettement accusés. Lorsque cet espace intermédiaire est voilé ou obscur, que les bords des bandes sont estompés, il y a dans le sang mélange d'oxyhémoglobine et d'hémoglobine réduite, ce qui s'observe dans le sang veineux, dans le sang incomplètement oxygéné, ou dans certaines altérations pathologiques. L'œil s'habitue rapidement à saisir ces détails. »

VI

APPAREILS D'ÉTUDE ET DE DÉMONSTRATION
HÉMATO-SPECTROSCOPES.

19. Pour faciliter l'analyse du sang avec l'hématoscope, et la démonstration des phénomènes optiques présentés par le sang examiné sous des épaisseurs variables mais déterminées avec précision, M. Hénocque a fait construire par M. Lutz, bien connu pour son habileté et sa précision dans la fabrication des instruments de spectroscopie, plusieurs modèles d'*hémato-spectroscopes*, ou spectroscopes à vision directe disposés spécialement pour l'étude du sang. Ces appareils permettent de remplacer l'examen rapide à main levée, par des mouvements mécaniques et réguliers.

20. Le *modèle n° 1* représenté dans la figure ci-dessus, est essentiellement composé d'un spectroscope à vision directe et d'un support sur lequel celui-ci peut être fixé, de façon à recevoir la lumière transmise par un miroir, à travers la préparation à examiner.

Le spectroscope à vision directe peut, en outre, être tenu à la main ; le réglage de la fente s'effectue par une vis micrométrique et la mise au point par le déplacement du tube supérieur ; celui-ci renfermant le prisme composé est muni de lentilles, à ses deux extrémités, de façon que la poussière ne puisse pénétrer dans la partie optique.

Le *support* est analogue à celui du microscope simple; il se compose d'une colonne verticale fixée sur un solide pied de laiton ; à cette tige verticale sont attachés à angle droit le collier horizontal sur lequel se visse le spectroscope, et une *platine* ouverte à son centre destinée à recevoir les cuvettes renfermant le liquide à exa-

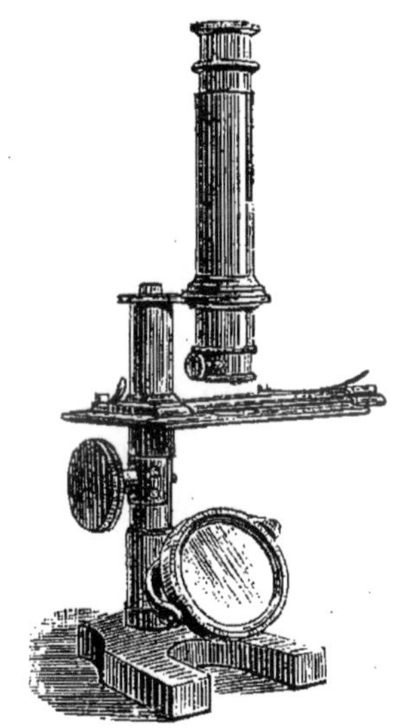

Fig. 8. — Hémato-spectroscope, modèle n° 1.

miner, ou les préparations spéciales, ou enfin les plaques hématoscopiques, que deux chevalets permettent de fixer. Sous la *platine* est adapté un miroir concave auquel deux articulations en genou permettent toutes les positions.

La *colonne de support* est creusée pour recevoir le cylindre auquel est fixé le collier du spectroscope ; celui-ci peut être éloigné ou rapproché de la platine par une vis à crémaillère.

Cet *hémato-spectroscope* permet l'étude du spectre solaire, celle des spectres d'absorption du sang, de l'urine, du lait, de la bile, de la chlorophylle et des autres substances colorées présentant des réactions spectroscopiques.

Le spectroscope séparé de son support et tenu à la main peut être employé pour l'examen de la réduction de l'oxyhémoglobine à la surface de l'ongle, suivant la méthode communiquée à la Société de biologie (8e série, t. I, nos 41, 42, 44, 1884; t. II, nos 1 et 4, 1885), il permet l'évaluation qualitative et quantitative de l'oxyhémoglobine et de ses dérivés.

21. Le *modèle n° 2* est un appareil disposé pour les recherches les plus précises et pour les démonstrations: c'est l'hémato-spectroscope de laboratoire et d'enseignement.

Il est constitué par une partie optique (spectroscope à vision directe et à échelle spectrométrique) et par une monture formée de deux colonnes articulées, l'une supportant le spectroscope, les platines et le miroir éclairant, l'autre servant de manche pour saisir l'instrument ou de pied pour le maintenir en position fixe.

La partie optique consiste en un spectroscope à vision directe et à échelle spectrométrique disposée dans un tube latéral. Un petit miroir placé au-dessous de l'échelle permet de l'éclairer dans toutes les positions; il constitue un perfectionnement technique important. Le réglage de la fente se fait par un simple mouvement tournant du segment annulaire inférieur auquel sont fixées les deux lames du diaphragme. La mise au point est obtenue à l'aide d'une vis à crémaillère micrométrique. Ce spectroscope à vision directe se visse sur la platine supérieure et est ainsi rattaché à la monture...

La tige de soutien est quadrangulaire et articulée avec le manche et le pied, de façon à pouvoir être verticale, ou horizontale ou oblique; elle supporte un plateau supérieur, une platine et un miroir.

La platine ressemble à celle des microscopes, elle est destinée à supporter les cuvettes ou les prismes renfermant les liquides à examiner, et que deux chevalets permettent de fixer. Elle supporte un réflecteur annulaire et un petit miroir à double articulation en genou pouvant être remplacé par un réflecteur de porcelaine ou de papier coloré, de façon qu'on peut éclairer la fente du spectroscope en toutes positions et par toute lumière.

Le plateau supérieur est formé de deux plaques de laiton superposées glissant l'une sur l'autre; la supérieure porte le spectroscope, et elle est mobile sur l'inférieure au moyen d'une vis sans fin, à tige horizontale, maniée par un bouton qui permet les mouvements alternatifs de latéralité du spectroscope; un vernier donne la mesure de ces mouvements en fractions de millimètre.

Enfin le plateau entraînant le spectroscope peut être rapproché ou éloigné du centre de la platine par une vis à crémaillère micrométrique suivant l'axe de la tige quadrangulaire. La colonne de soutien rattachée au pied est garnie de cuir; l'articulation de la tige avec le spectroscope permet de l'incliner sous divers angles et de le transporter à la main, sans changer les dispositions essentielles de la mise au point, de l'ouverture du diaphragme, ou de l'éloignement de la préparation.

Ce modèle offre les conditions nécessaires à l'examen spectroscopique des corps liquides ou solides qui offrent des bandes d'absorption, et à la détermination de la position et de l'étendue de ces bandes; le mouvement de latéralité favorise la détermination exacte des phénomènes optiques, et en particulier la comparaison des deux bandes de l'oxyhémoglobine, et c'est dans ce but spécial qu'il a été disposé; mais il peut être utilisé dans d'autres recherches biologiques, et l'on doit signaler à ceux qui s'occupent de recherches pétrographiques la disposition du plateau à mouvement latéral comme permettant de déterminer rigoureusement le point de la préparation qui est observé.

22. Le modèle n° 2 a reçu récemment quelques modifications secondaires, dans la disposition du pied et de la tige; l'échelle spectrométrique étudiée avec la plus grande exactitude par M. Hénocque a été perfectionnée de façon à permettre la mesure et la lecture des bandes en longueurs d'ondes, aussi bien qu'en millimètres; le prisme composé a été rendu mobile, de façon que l'échelle peut être facilement mise au point.

Le modèle n° 1 a été également l'objet de modifications récentes. C'est ainsi que le collier dans lequel le spectroscope est vissé a été remplacé par un collier brisé dans lequel le spectroscope est introduit à frottement doux. La tige qui supporte le collier et le spectroscope est articulée de façon qu'on peut placer le spectroscope horizontalement. Ces perfectionnements ne changent pas le prix des appareils (1).

(1) Le modèle n° 1 modifié est figuré sur la couverture de cette notice sous la désignation modèle n° 3.

VII

PHOTOGRAPHIE DU SANG AVEC L'HÉMATOSCOPE.

23. Le sang déposé en couche mince entre deux lames de verre, sous une épaisseur de 1/3 de millimètre et examiné par transparence ne laisse passer que les rayons rouges. Il arrête les rayons photo-chimiques actifs de la même manière que les verres rouge-rubis que les photographes emploient pour les manipulations dans la chambre obscure. Si la couche de sang est plus mince, un certain nombre de rayons photo-chimiques la traverse, et peut impressionner les plaques sensibles employées en photographie. Il résulte de cette propriété anti-actinique du sang qu'on peut reproduire par la photographie, la teinte dégradée de l'hématoscope chargé de sang en n'employant d'autre appareil qu'une plaque sensibilisée et un châssis à positif, ni d'autre éclairage que celui d'un bec de gaz ou d'une bougie.

Pour photographier le sang contenu dans l'hématoscope, il faut procéder de la manière suivante : l'hématoscope chargé de sang est placé dans un *châssis à positif* de façon que la lamelle supérieure réponde au verre. Opérant alors dans la chambre obscure, on applique sur la face opposée de l'hématoscope une plaque photographique au gélatino-bromure, ou du papier sensibilisé (papier Morgan). Le châssis étant fermé, la plaque est exposée à la lumière d'un bec de gaz, à distance fixe, pendant 15 secondes, et l'on obtient ainsi un cliché négatif qui est développé suivant les procédés ordinaires.

La photographie reproduit en négatif ou en positif la teinte dégradée du sang par une coloration noire ou brun foncé, avec une précision remarquable. Les photographies du sang veineux, du sang défibriné et du sang d'un animal anémié par des hémorrhagies répétées démontrent des différences très nettes entre ces divers états du sang.

Des hématoscopes contenant du sang défibriné et mélangé avec un sérum artificiel dans la proportion de 1,2 et 3 gouttes de sérum pour 39, 38, 37 gouttes de sang, présentent des différences de teintes dégradées facilement appréciables ; de sorte que la photographie permet de reconnaître des différences de 1/40 de la quantité d'oxyhémoglobine contenue dans le sang.

24. *Procédé*. — M. Hénocque est parvenu à rendre ces résultats comparables entre eux par le procédé suivant :

Il applique sur la face inférieure de l'hématoscope une pellicule de collodion présentant sur fond noir des lettres et des chiffres transparents qui servent d'échelle (1).

(1) Cette pellicule est obtenue par le procédé collodiographique (présenté à la Société de biologie le 28 octobre 1882). Sur une plaque de verre enfumée on trace avec une pointe les caractères de l'échelle, on enlève le noir de fumée au moyen du collodion riciné, et, après dessiccation, l'on isole la pellicule en la recueillant sous un filet d'eau.

Elle peut être remplacée par un cliché négatif représentant, en grandeur naturelle, l'hématoscope d'émail et ses divisions.

L'hématoscope est chargé de sang qui s'interpose par capillarité entre les deux lames ; ce liquide se distribue de façon à former une couche presque incolore vers le 0, devenant graduellement plus rouge vers l'autre extrémité où l'épaisseur est de 3 dixièmes de millimètre.

En examinant la plaque par transparence, on peut constater que l'échelle est lisible sur une étendue de quelques millimètres, mais qu'au delà, elle est colorée en rouge de plus en plus foncé et devient à peine perceptible.

L'hématoscope est placé dans le châssis positif et photographié comme il a été indiqué dans le paragraphe précédent.

L'opération terminée, l'épreuve photographique du sang montre à l'origine (de 0 à quelques millimètres), sur fond blanc, les lettres et les chiffres de l'échelle ; ceux-ci, plus loin, sont moins nettement apparents, ils sont estompés et enfin disparaissent.

Analysant ce phénomène, nous constatons que la couche mince de sang a laissé agir les rayons photo-chimiques sur la plaque sensible ; la couche moyenne en a diminué l'action photogénique.

Il est évident que plus est grande la puissance colorante du sang, plus l'absorption sera prononcée ; de sorte que l'épreuve photographique laissera lire d'autant plus de chiffres ou de lettres de l'échelle, que le sang sera moins riche en oxyhémoglobine.

25. — Exemples. M. Hénocque a présenté à la Société de biologie des clichés photographiques obtenus par son procédé qui mettent en évidence la sensibilité et la précision des résultats photographiques. Ceux-ci peuvent être décrits et exprimés en mesures facilement comparables

entre elles, ainsi qu'on peut s'en convaincre par la description suivante extraite des comptes rendus de la Société de biologie.

Expérience I. — Le sang d'un cobaye tué par décapitation est défibriné, il donne à l'examen hémato-spectroscopique 14 p. 100 d'oxyhémoglobine.

Quelques gouttes de ce sang sont déposées entre les deux plaques d'un hématoscope qui a été garni de la pellicule collodiographique servant d'échelle.

On photographie cette plaque chargée de sang, et sur le cliché ainsi obtenu on fait les observations suivantes, pour une proportion de 14 p. 100 d'oxyhémoglobine.

L'échelle peut être lue sur une longueur de 12 millimètres.

On lit distinctement les lettres — Hémato.....
et les chiffres. — 15, 14, 13, 12.....

Expérience II. — Le même sang est mélangé de sérum artificiel, de façon qu'il ne contienne plus que 3,5 p. 100 d'oxyhémoglobine.

L'échelle peut être lue dans toute sa longueur, 50 millimètres.

On lit distinctement les lettres — Hématoscope d'Hénocque ;
et les chiffres. — 15, 14, 13, 12, 11, 10, 9, 8, 7, 6, 5, 4, 3.

Ces deux épreuves montrent que l'espace accessible pour la mesure des variations de l'oxyhémoglobine entre 3 et 15 p. 100 présente dans l'hématoscope une étendue de 50 millimètres. Or les différences observées chez l'homme ne dépassent pas cette limite, de sorte qu'il nous est possible d'obtenir par la photographie une évaluation quantitative de l'oxyhémoglobine.

En effet, les expériences suivantes montrent qu'une différence entre 7 et 10 p. 100, soit de 3 p. 100 d'oxyhémoglobine, est appréciable sur l'échelle par une étendue de lecture entre 20 et 25 millimètres; soit, de 5 millimètres.

Expérience III. — Le sang du même cobaye, dilué de façon à renfermer 10 p. 100 d'oxyhémoglobine, est photographié.

La lecture de l'échelle se fait sur une longueur de 20 millimètres.

On lit distinctement les lettres — Hématosco....
et les chiffres. — 15, 14, 13, 12, 11, 10.

Expérience IV. — Le même sang, dilué de sorte qu'il renferme 7 p. 100 d'oxyhémoglobine, laisse lire l'échelle sur une longueur de 25 millimètres.

On lit les lettres — Hématoscope d'I.....
et les chiffres. — 15, 14, 13, 12, 11, 10, 9, 8, 7.

Ces données font comprendre qu'il sera possible d'établir définitivement une échelle qui permettra d'enregistrer ou de contrôler par la photographie les résultats de l'analyse spectroscopique du sang.

26. *Nouveau procédé.* — M. Hénocque a récemment simplifié la photographie hématoscopique en employant, au lieu de la pellicule collodiographique, comme échelle de comparaison, une plaque de laiton très mince, sur laquelle sont découpés à jour des traits situés à 1 millimètre de distance, représentant une échelle de 6 centimètres en divisions de 1 millimètre.

Cette plaque de cuivre est appliquée et collée sur la face inférieure de l'hématoscope, lorsque celui-ci est vide, on voit toute l'échelle transparente ; lorsqu'il est chargé de sang, on ne voit qu'un certain nombre de divisions ; on lira d'autant plus de divisions que le sang est plus pauvre en matière colorante. En photographiant l'hématoscope chargé de sang et garni de cette échelle de cuivre, l'épreuve négative montre en noir les divisions millimétriques lisibles correspondant à la partie la moins épaisse de la couche de sang.

Exemple. — M. Hénocque photographiant du sang de cobaye, artériel et défibriné, obtient une épreuve négative de l'échelle où les traits millimétriques sont nettement lisibles en noir jusqu'à 45 millimètres.

Avec le même sang dilué avec du sérum, c'est-à-dire contenant 1/4 de sang pour 3/4 de sérum, l'échelle est nettement lisible en noir dans toute son étendue. Or, dans le premier cas le spectroscope montrait 14 p. 100 d'oxyhémoglobine, et dans le second cas 3,5 p. 100 d'oxyhémoglobine.

Ce procédé peut être désigné sous le nom d'actinométrique, parce que c'est la quantité de rayons actiniques absorbés par le sang qui sert à l'évaluation de sa richesse en oxyhémoglobine.

VIII

L'HÉMATOSCOPE APPLIQUÉ A L'ÉTUDE DU LAIT.

27. L'hématoscope peut servir comme moyen d'analyse du lait, car il permet d'apprécier approximativement la richesse du lait en globules graisseux.

Si l'on dépose du lait entre les deux lames de l'hématoscope et qu'on applique cet appareil sur la plaque d'émail blanc, on observe que le lait, à une certaine épaisseur, empêche de distinguer les lettres, les chiffres et les divisions millimétriques.

Exemple. — L'hématoscope chargé de bon lait de vache étant appliqué sur la plaque d'émail laisse distinguer nettement :

Les lettres — Héma.....
Les chiffres — 14, 13 (à peine).

Les divisions millimétriques jusqu'à 20 (au plus).

Des résultats analogues sont obtenus avec le lait des nourrices, mais il faut avoir soin d'examiner le lait au début, pendant et après la tétée.

Chez une bonne nourrice dont le lait est riche en globules graisseux, on lira à peine jusqu'à 12, 11 ou 10, et avec un lait faible en globules graisseux on pourra lire toute l'échelle de l'hématoscope.

Ce procédé d'analyse *diaphanométrique* a été souvent utilisé par son auteur dans l'appréciation du lait, soit pour choisir entre plusieurs nourrices, soit pour constater les modifications de la lactation.

Le lait contenu dans l'hématoscope peut être étudié au point de vue de la coagulation; il peut être photographié par des procédés analogues à ceux qui ont été décrits pour la reproduction photographique du sang.

IX

RÉSUMÉ DES APPLICATIONS DE L'HÉMATOSCOPE.

28. L'hématoscope sert de base à la méthode d'étude spectroscopique du sang que M. Hénocque à instituée ; par conséquent cet instrument permet l'analyse spectrale du sang, l'évaluation quantitative de l'oxyhémoglobine, l'examen des modifications et des altérations de l'hémoglobine.

Il est inutile d'insister sur l'importance de ces applications à l'hématologie, puisque les médecins et les physiologistes ont le plus grand intérêt à pouvoir faire rapidement l'étude du sang et de la matière colorante qui constitue la partie essentielle des globules rouges, c'est-à-dire l'hémoglobine, qui, fixant l'oxygène, sert d'intermédiaire entre le sang et les tissus dans les phénomènes d'échanges qui s'effectuent entre les divers éléments anatomiques.

Le champ d'observation est donc fort étendu et réclamerait des travaux considérables pour être parcouru dans toutes ses parties. En citant les résultats qui ont été obtenus par M. Hénocque, nous indiquerons les voies dans lesquelles on devra en poursuivre de nouveaux.

L'étude des variations de la quantité d'oxyhémoglobine, qui a été pratiquée sur plusieurs centaines d'individus, peut être utilisée dans les divers états morbides ; mais elle sera plus particulièrement nécessaire pour guider le médecin dans le traitement des anémies, de la chlorose, des cachexies, des toxicohémies ou de certains empoisonnements.

L'examen hématoscopique acquiert toute sa valeur lorsqu'il est combiné avec l'*étude de la durée de réduction de l'oxyhémoglobine, observée directement avec le spectroscope dans les vaisseaux de la surface sous-unguéale du pouce*, suivant la méthode d'Hénocque.

En effet, l'hématoscope permet d'une part de mesurer la richesse du sang en matière colorante active, c'est-à-dire en fer, en soufre et en oxygène, et d'autre part l'examen spectroscopique de l'ongle du pouce fait connaître la durée de la consommation de l'oxygène dans une région limitée, c'est-à-dire l'activité des combinaisons chimiques interstitielles, et en particulier des échanges de l'oxygène entre le sang et les éléments des tissus.

Ces deux modes d'analyse spectroscopique permettent d'apprécier rigoureusement l'action des médicaments dits reconstituants du sang, la médication ferrugineuse sous ses diverses formes, et aussi l'influence des traitements généraux, l'influence de l'hydrothérapie, des eaux thermales, ainsi que le prouvent les observations recueillies par M. Hénocque.

L'étude de l'influence des médicaments qui agissent plus particulièrement sur le sang a été l'objet de recherches cliniques et toxicologiques pour le nitrite d'amyle, le nitrite de sodium, la paraldéhyde, la thalline, l'antipyrine, l'uréthane et les alcaloïdes du québracho.

Les médications par l'arsenic, le mercure, l'iodure de potassium, amènent dans la quantité d'oxyhémoglobine du sang des modifications qu'il est utile d'étudier pour apprécier les effets du traitement à ses diverses phases.

En physiologie, l'examen avec l'hématoscope permet de suivre les variations de composition du sang dans le cours des expériences, et de multiplier les observations en employant très peu de ce liquide.

De nombreux documents ont été recueillis chez divers animaux et prouvent qu'il y a une série de recherches comparatives, très intéressantes à poursuivre sur les hémoglobines dans les diverses espèces animales, sur les transformations du sang chez les animaux hibernants, et non seulement chez les vertébrés supérieurs, mais aussi chez les animaux à sang froid.

L'étude des hémolymphes chez les animaux inférieurs tels que les mollusques, les annélides, les larves d'insectes à plasma coloré en rouge, et en général l'analyse spectroscopique des humeurs colorées, sera simplifiée par les avantages techniques de l'hématoscope.

Enfin les substances colorantes étudiées en physiologie botanique, la chlorophylle par exemple, peuvent être analysées par des procédés analogues à ceux qui sont employés pour l'examen du sang. Et pour conclure, il est permis de prévoir que le principe de l'hématoscope sera appliqué à l'étude des diverses substances colorantes employées dans l'industrie, introduites dans les produits destinés à l'alimentation ou à la thérapeutique, à condition que ces diverses matières présentent sous la forme de solutions des réactions spectroscopiques ou au moins diaphanoscopiques suffisantes pour les caractériser.

X

PUBLICATIONS DE M. HÉNOCQUE SUR LA SPECTROSCOPIE ET LES APPLICATIONS BIOLOGIQUES DE L'ANALYSE SPECTRALE.

1. Spectroscopie et microspectroscopie (biologie), in *Dictionnaire encyclopédique des sciences médicales*, 3e série, t. XI, première partie, 1881.

2. Étude spectroscopique de l'action du nitrite de sodium sur le sang : déductions physiologiques, toxicologiques et thérapeutiques (*Comptes rendus de la Société de biologie*, 7e série, t. IV, p. 669, n° 39, 23 décembre 1883).

3. De l'examen spectroscopique du sang et de diverses substances colorées au moyen de la lumière blanche diffuse, réfléchie par la porcelaine. Applications physiologiques, toxicologiques et médico-légales (*Comptes rendus de la Société de biologie*, 8e série, t. I, p. 59, n° 6, 9 février 1884).

4. Étude spectroscopique du sang à la surface sous-unguéale du pouce (*Comptes rendus de la Société de biologie*, 8e série, t. I, p. 671, n° 41, 6 décembre 1884).

5. Étude spectroscopique du sang à la surface sous-unguéale du pouce, notes complémentaires (*Comptes rendus de la Société de biologie*, 8e série, t. I, p. 700, n° 42, 13 décembre 1884).

6. De l'examen spectroscopique comparatif de la surface sous-unguéale des deux pouces (*Comptes rendus de*

la Société de biologie, 8e série, t. II, pages 760 et 762, n° 44, 27 décembre 1884).

7. Hématoscope pour l'examen spectroscopique du sang non dilué (*Comptes rendus de la Société de biologie,* 8e série, t. II, p. 12, n° 1, 11 janvier 1885).

8. Photographie du sang (*Comptes rendus de la Société de biologie*, 8e série, t. II, p. 62, n° 4, 31 janvier 1885).

9. Moyen de faciliter l'examen spectroscopique direct du sang (*Comptes rendus de la Société de biologie*, 8e série, t. II, p. 63, n° 4, 31 janvier 1885).

10. De l'influence de la paraldéhyde sur la calorification, sur l'oxygénation de l'hémoglobine et sur les phénomènes d'échanges (*Comptes rendus de la Société de biologie*, 8e série, t. I, p. 146, n° 11, 15 mars 1884).

11. De l'antipyrine; son origine, ses propriétés thérapeutiques et physiologiques (*Gazette hebdomadaire de médecine et de chirurgie*, n° 50, p. 818, 13 décembre 1884).

12. Présentation de deux modèles d'hémato-spectroscope (*Comptes rendus de la Société de biologie*, n° 40, p. 681, 21 novembre 1885).

13. La photographie du sang (*Comptes rendus de la Société de biologie*, n° 41, p. 70, 28 novembre 1885).

14. La spectroscopie du sang. Exposé d'une nouvelle méthode, présentation d'instruments spéciaux, démonstrations techniques (Communications faites au congrès de Grenoble, le 14 et le 19 août) (*Comptes rendus de la quatorzième session de l'Association française pour l'avancement des sciences*, pages 153 et 193, et *Gazette hebdomadaire de médecine et de chirurgie,* n° 35, p. 566, 1885).

15. La formule de l'oxyhémoglobine. Le fer et le soufre dans le sang (*Gazette hebdomadaire de médecine et de chirurgie*, n° 2, p. 60, 10 janvier 1886).

XI

CATALOGUE ET PRIX DES APPAREILS D'HÉMATOSCOPIE, CHEZ M. LUTZ, OPTICIEN A PARIS, 62, BOULEVARD SAINT-GERMAIN.

Hématoscope d'Hénocque (modèle clinique), comprenant un hématoscope de verre, une plaque hématoscopique d'émail, une aiguille hématoscopique, une échelle, renfermés dans une gaine, avec la notice, prix 30 francs.

Un Hématoscope d'Hénocque, en verre, vérifié et numéroté, vendu à part, prix 12 francs.

Plaque hématoscopique d'émail, vendue à part, prix 5 francs.

Spectroscopes à vision directe, disposés pour l'examen hématoscopique et pour l'examen spectroscopique de l'ongle, prix, depuis 25 francs.

Hématospectroscope d'Hénocque n°1, dans une boîte, prix 80 francs.

Hématospectroscope d'Hénocque n° 2, dans une boîte, prix 200 francs.

On trouvera chez M. Lutz tous les accessoires, les échelles, cartons imprimés pour observations, notices, nécessaires à l'hématoscopie.

FIN.

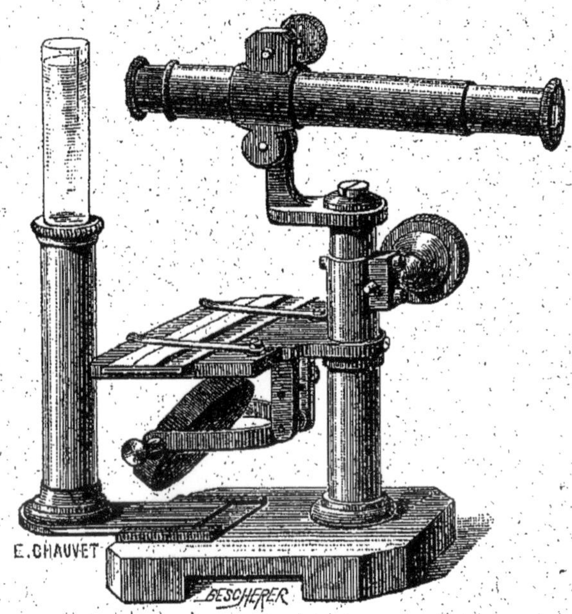

Hématospectroscope d'Hénocque, fabriqué par LUTZ, opticien, 62, *Boulevard Saint-Germain.*

MODÈLE N° 3

6304-86. — CORBEIL. Typ. et stér. CRÉTÉ.

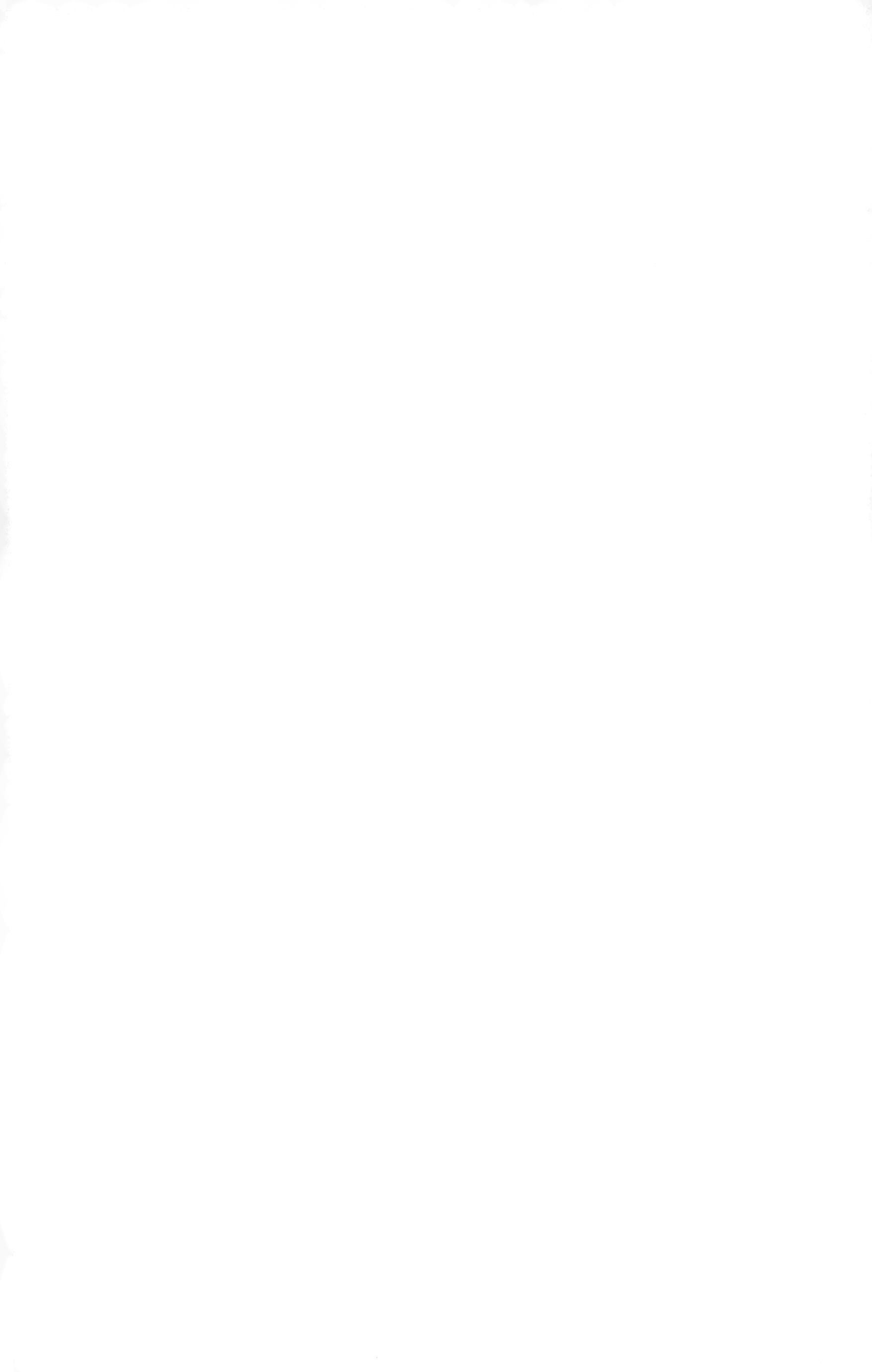

www.ingramcontent.com/pod-product-compliance
Ingram Content Group UK Ltd.
Pitfield, Milton Keynes, MK11 3LW, UK
UKHW020442230726
13925UKWH00004B/1786